INFLUENCE SUR LA SANTÉ PUBLIQUE

DE LA

FABRICATION DE L'ANILINE

ET DES

PRODUITS QUI EN DÉRIVENT

PAR

LÉON DUCHESNE

Docteur en médecine de la Faculté de Paris,
Ancien interne des hôpitaux,
Lauréat de la Société impériale de médecine de Lyon,
Membre correspondant de la Société des sciences industrielles de la même ville,
Secrétaire général de la Société médicale du VIe arrondissement,
Membre de la Commission d'hygiène et de salubrité
du VIe arrondissement, etc., etc.

Mémoire couronné par la Société impériale de médecine de Lyon.

PARIS
IMPRIMERIE DE E. MARTINET
RUE MIGNON, 2.
1867

INFLUENCE SUR LA SANTÉ PUBLIQUE

DE LA

FABRICATION DE L'ANILINE

ET DES

PRODUITS QUI EN DÉRIVENT

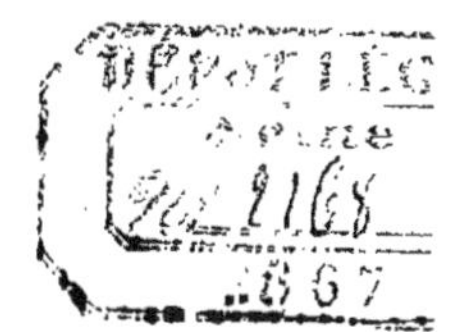

INFLUENCE SUR LA SANTÉ PUBLIQUE

DE LA

FABRICATION DE L'ANILINE

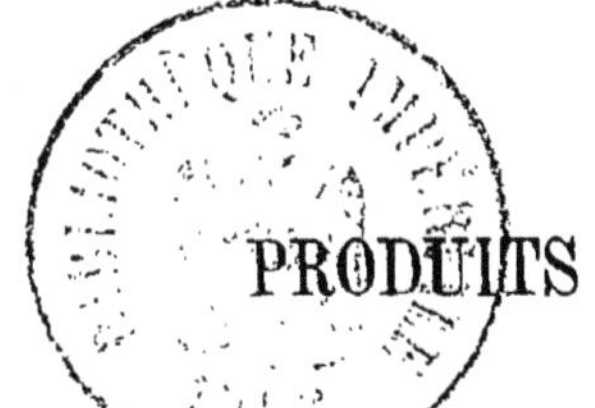

ET DES

PRODUITS QUI EN DÉRIVENT

PAR

Léon DUCHESNE

Docteur en médecine de la Faculté de Paris,
Ancien interne des hôpitaux,
Lauréat de la Société impériale de médecine de Lyon,
Membre correspondant de la Société des sciences industrielles de la même ville,
Secrétaire général de la Société médicale du VIe arrondissement,
Membre de la Commission d'hygiène et de salubrité
du VIe arrondissement, etc., etc.

Mémoire couronné par la Société impériale de médecine de Lyon.

PARIS

IMPRIMERIE DE E. MARTINET

RUE MIGNON, 2.

1867

INFLUENCE SUR LA SANTÉ PUBLIQUE

DE LA

FABRICATION DE L'ANILINE

ET DES

PRODUITS QUI EN DÉRIVENT

« L'hygiène des professions est
» un des plus beaux sujets d'étude
» pour le médecin. »
(PARENT-DUCHATELET, *Notes inéd.*)

« Des perfectionnements introduits dans certains arts » tendent à les rendre moins insalubres et à protéger la » santé des classes laborieuses ; mais par une triste compen- » sation à cet heureux résultat, on a vu de nouvelles formes » morbides se montrer sous l'influence de procédés artis- » tiques nouveaux ou de nouvelles industries (1). »

Une des plus récentes et dont l'accroissement semble de jour en jour prendre une extension plus grande est celle de la teinture des laines, au moyen des belles couleurs aux- quelles donnent naissance l'aniline et ses dérivés.

Les résultats obtenus par la substitution de ces produits à la murexide étaient tellement surprenants, qu'on a dû, presque subitement, abandonner l'usage de cette dernière

(1) Parent-Duchâtelet, *Notes inédites*.

substance, et y substituer les couleurs d'aniline qui, aujourd'hui, sont seules employées.

Mais ici, comme dans toutes les branches d'industrie, il y avait des inconvénients que l'usage seul pouvait mettre au jour, et c'est depuis quelques années seulement, que plusieurs accidents sont venus donner l'éveil, et faire étudier sérieusement ce nouveau mode de teinture.

La Société impériale de médecine de Lyon, intéressée plus que toute autre à élaborer ce point d'hygiène professionnelle à cause de l'épidémie qui a régné à Saint-Pierre-Bénite, a mis au concours la question suivante : *Influence sur la santé publique de la fabrication de l'aniline et des produits qui en dérivent.*

J'ai sérieusement étudié le sujet ; j'ai, voulant juger par moi-même, visité plusieurs usines, et j'ai cherché dans ce travail à réunir, autant que possible, les matériaux sérieux parus sur cette question.

Je diviserai mon travail en *quatre* parties :

La première pourra s'appeler partie chimique.

Dans la deuxième, j'exposerai les différents usages de l'aniline et de ses dérivés.

Dans la troisième, je traiterai des accidents et des maladies causés par la manipulation de ces substances.

La quatrième, enfin, comprendra tout ce qui touche à l'hygiène des ouvriers, aux règlements de police à observer, et aux moyens divers à employer pour prévenir les dangers du voisinage.

PREMIÈRE PARTIE.

HISTORIQUE.

L'aniline, dont quelques auteurs attribuent la découverte à un chimiste anglais Perkins, est de date plus ancienne.

C'est trente ans auparavant, en 1826, qu'Unverdorben, occupé à la distillation sèche des matières animales avec l'indigo, découvrit, parmi les liquides pyrogénés de cette dernière substance, un corps jusque-là inconnu. Ayant remarqué la propriété qu'il avait de former avec les acides minéraux des sels cristallins, il l'appela *cristalline*, nom qui ne devait pas lui rester.

Ce ne fut que quelques années plus tard, qu'un autre chimiste, Fritzsche, distillant l'indigo avec la potasse caustique, trouva que la base obtenue par ce procédé était en tous points analogue avec la cristalline : il lui donna le nom d'*aniline* (du nom spécifique de l'*Indigofera Anil*) qu'il a conservé depuis.

En 1835, Runge isola dans l'huile de goudron de houille une base organique, jouissant de la propriété de produire, sous l'influence de l'action de l'hypochlorite de chaux, une belle coloration bleue violette.

Quelques années plus tard, Zinin, en faisant agir l'acide sulfhydrique sur la nitro-benzine en présence de l'ammoniaque, produisit une base organique qu'il nomma *benzidam*.

Ces premiers travaux éveillèrent l'attention des chimistes.

Le mot aniline resta, exprimant mieux que les autres la source du produit.

Laurent et Hoffmann produisirent aussi de l'aniline en chauffant pendant quinze jours dans un tube de l'acide phénique et de l'ammoniaque.

En 1854, M. Dumas, membre de l'Institut et président de

la Société d'encouragement, recommande à l'attention du comité des arts chimiques de cette honorable Société une notice de M. Béchamp, professeur de chimie à la Faculté de médecine de Montpellier, sur la fabrication de l'aniline.

Le travail était intitulé : *Sur une nouvelle méthode de formation des bases organiques artificielles de Zinin.*

L'auteur y décrivait un moyen économique d'obtenir l'aniline.

En même temps que M. Béchamp en France, M. Perkins, à Londres, s'occupait de la même question, mais à un point de vue plus pratique. Il reconnut que c'est avec la benzine, mais avec la benzine *pure*, que l'on produit le plus d'aniline.

Voilà par quelles phases a passé ce corps qui, il y a vingt ans encore, n'était qu'un objet de curiosité, et qui, grâce aux travaux de MM. Renard, Franck, Tabourin, etc., a fait une véritable révolution dans l'industrie.

Nous allons maintenant étudier successivement la préparation de la benzine, de la nitrobenzine, de l'aniline et de ses dérivés.

Pour être plus complet, nous décrirons les procédés de préparations connus, aussi bien ceux employés dans les laboratoires que ceux dont l'industrie se sert chaque jour.

Préparation de la benzine.

La benzine (benzole, benzène, phène, hydrure de phénile, bicarbure ou quadricarbure d'hydrogène), découverte par Mistcherlich en 1834, d'autres disent par Faraday en 1825, se forme dans plusieurs circonstances.

Premier procédé. — En chauffant l'acide benzoïque, $C^{14}H^{5}O^{3}$, avec trois fois son poids de chaux hydratée, il se forme du carbonate de chaux, et il distille un liquide incolore très-mobile, la benzine, qui a pour formule $C^{12}H^{16}$. On le rectifie sur la chaux vive à une température de 80 ou 85 degrés.

La réaction est exprimée par l'équation :

$$C^{14}H^5O^3, HO + 2\ CaO = 2\ CaO, CO^2 + C^{12}H^6.$$

Deuxième procédé. — En faisant passer de l'acide benzoïque en vapeur à travers un tube rempli de fragments de pierre ponce et chauffé au rouge naissant, il se forme de la benzine et de l'acide carbonique.

Troisième procédé. — On en trouve une quantité considérable dans les huiles volatiles qui se forment dans la fabrication du gaz de l'éclairage.

Quand elle est pure, elle peut cristalliser à froid, comme l'a prouvé M. Persoz en 1839.

Préparation de la nitrobenzine.

($C^{12}H^5AzO^4$.)

Premier procédé. — On ajoute par petite quantité un volume de benzine à un volume d'acide azotique, et on lave ensuite le produit avec une eau alcaline.

Pendant cette opération, des composés dérivés se forment et l'on obtient souvent un produit qui n'est pas incolore. Il suffit alors de distiller lentement.

Ce procédé de préparation est celui qui est mis en usage dans les laboratoires. Peu d'usines l'emploient.

En voici un autre moins coûteux, et qui était le seul en usage dans beaucoup d'usines, et notamment dans celle du sieur L..., à Paris.

Deuxième procédé. — On travaillait d'abord 8 à 10 litres de benzine rectifiée, telle qu'elle est livrée au commerce par les usines à gaz, au moyen d'un mélange de 2 litres d'acide sulfurique et 2 litres d'acide azotique dilués dans 4 litres d'acide ayant servi à des opérations précédentes. Le mélange acide était introduit d'abord dans des pots cylindriques de grès, de 30 litres de capacité. On versait ensuite, dans chacun d'eux, de la benzine par portions, en ayant soin d'agiter légèrement, et, à mesure que la température s'élevait, on ajoutait peu à peu une certaine quantité de liqueur acide provenant de traitements antérieurs. On reconnaissait que l'opération était achevée lorsque le produit était devenu capable de se précipiter au fond de l'eau et marquait 25 à 28 degrés. On le lavait alors avec dë l'eau ordinaire, puis avec de la lessive de soude et un peu d'ammoniaque destinée à détruire l'acide hypoazotique, et enfin on le soumettait à deux distillations successives avec de l'eau. Les eaux acides des premiers lavages étaient saturées par la chaux et transformées en azotate de chaux, au moyen de sulfate de soude.

L'azotate de soude est vendu, le sulfate de chaux porté aux décharges publiques, et les lessives caustiques employées aux derniers lavages sont recueillies dans des tonneaux, puis transportées à la bouche de l'égout, où elles sont versées au moyen d'un tuyau adapté aux tonneaux et pénétrant jusque dans l'intérieur de l'égout.

Dans d'autres usines, on laisse le mélange se faire seul goutte à goutte dans des tubes de verre nombreux juxtaposés dans le sens de la plus grande longueur et quelquefois même en suivant tous les contours des façades internes d'un laboratoire, que par précaution on consacre exclusivement à cette préparation.

Préparation de l'aniline.

(Kyanol, cristalline, azoture de phényle et d'hydrogène, phénylamine, benzidam) ($C^{12}H^7Az$).

Premier procédé. — Pour préparer l'aniline, on mélange 100 parties de nitrobenzine à 100 parties d'acide acétique du commerce, puis on ajoute peu à peu 200 parties de limaille de fer, qu'on a eu soin de décaper en la lavant dans une dissolution de soude caustique. La matière alors s'épaissit, se boursoufle; on l'abandonne à elle-même pendant un certain temps.

Il faut aussi refroidir le mélange, parce que la réaction s'établit d'elle-même : la température s'élève assez pour briser le vase.

Les produits ainsi obtenus se composent d'aniline, d'acétate d'aniline et d'un peu de nitrobenzine entraînée. On met ces produits dans une cornue et l'on distille. Lorsqu'on a retiré les trois quarts du liquide, on peut verser un lait de chaux très-épais dans la cornue, alors on pousse le feu tant qu'il distille de l'aniline.

Le produit une fois distillé, on ajoute en excès une dissolution concentrée de potasse ou de carbonate de potasse, ou même d'hydrate de chaux en pâte. L'aniline se sépare et vient à la surface.

Deuxième procédé. — Voici comment on prépare l'aniline par le procédé de M. Béchamp.

On introduit dans une cornue :

Acide acétique concentré. . .	50	grammes.
Limaille de fer.	51	—
Nitrobenzine	50	—

Au bout de quelques instants, une vive effervescence se produit, et une condensation assez abondante se fait dans le récipient. On le refroidit, on verse dans la cornue le contenu du récipient, on fait chauffer en distillant à siccité ; le récipient contient alors un mélange d'eau et d'aniline. On en détermine la séparation en ajoutant quelques gouttes d'éther qui dissolvent l'aniline et la ramènent à la surface. On la décante, on la laisse séjourner sur du chlorure de calcium, et enfin on la distille.

Voici la théorie de cette réaction :

$$\underset{\text{Nitro-benzine.}}{C^{12}H^{5}AzO^{4}} + \underset{\text{Eau.}}{2\,HO} + \underset{\text{Fer.}}{4\,FE} = \underset{\text{Sesqui-oxyde de fer.}}{2\,FEO^{3}} + \underset{\text{Aniline.}}{C^{12}H^{7}Az.}$$

On a constaté que 1 kilogramme de nitrobenzine pouvait produire à peu près 750 grammes d'aniline.

Afin de rendre l'opération moins tumultueuse et exposer à moins de déperdition de vapeurs, on a substitué la fonte au fer proprement dit.

On a aussi perfectionné ce procédé, en ce sens qu'au lieu de diminuer la densité de l'aniline par une addition d'éther, on augmente celle du liquide aqueux par une addition de sel de soude.

Troisième procédé. — On traite la nitrobenzine par l'hydrogène naissant :

$$C^{12}H^{5}AzO^{4} + 6\,H = C^{12}H^{7}Az + 4\,HO.$$

Quatrième procédé. — On peut aussi opérer, ainsi que l'a indiqué M. Zinin, en chauffant la nitrobenzine avec du sulfhydrate d'ammoniaque, il y a dépôt de soufre et formation d'aniline.

Cinquième procédé. — On retire aussi, d'après Hoffmann, mais plus rarement, l'aniline qui se trouve toute formée dans le goudron de houille : on prend pour cela les huiles brutes qui ont distillé de 150 à 200 ou 250 degrés, et on les traite par l'acide chlorhydrique. Il faut brasser très-longtemps pour mettre suffisamment les matières en contact. On agite ensuite avec de l'eau pour enlever les chlorures des bases huileuses, et l'on décante.

La dissolution des chlorures est évaporée jusqu'à dégagement des vapeurs piquantes, puis traitée par la soude ou la potasse. Il se forme une huile brune qui contient l'aniline, la quinoléine, etc., on distille et l'on sépare l'aniline par différence de volatilité.

Préparation de la fuchsine.

(Rouge d'aniline, azaléine, magenta, rosaniline.)

Premier procédé — On mélange l'aniline avec l'acide arsénique et l'on fait chauffer dans un bain d'huile. Le résidu est un corps solide, d'aspect métallique et verdâtre ; c'est un mélange de fuchsine, d'acide arsénieux et d'acide arsénique. Ce mélange subit plusieurs épurations, après lesquelles la fuchsine se dépose en petits cristaux sur des tiges de cuivre.

Voici en résumé les divers temps de l'opération :

1° Cuite pendant trois ou quatre heures au bain d'huile d'un mélange de 12 parties d'aniline et de 20 parties d'acide arsénique sirupeux à 70 pour 100 ;

2° Coulées du produit obtenu sous forme de pâte verte, solide à froid ;

3° Reprise des plaques de fuchsine brute par l'eau et l'acide chlorhydrique au degré de l'ébullition, pour en séparer les acides arsénieux et arsénique, libres ou combinés ;

4° Saturation qui livre la fuchsine en partie purifiée ;

5° Dissolution nouvelle et cristallisation de la couleur sur des baguettes de cuivre.

Deuxième procédé. — On prend 100 parties d'aniline, on y ajoute 68 parties de bichlorure d'étain ou 73 de bichlorure de mercure. On chauffe le mélange à 200 degrés environ pendant quinze à vingt minutes. On obtient alors la matière colorante rouge ; on ajoute ensuite une dissolution de sel marin à 100 degrés ; on précipite ainsi la fuchsine.

Il y a eu d'autres procédés brevetés pour préparer la fuchsine sans l'aide de l'arsenic, c'est au moyen du bichromate de potasse, du nitrate acide de mercure, du bichlorure de carbone, du perchlorure de fer, du bichlorure d'étain anhydre, de l'azotate de fer, etc.

Malheureusement, le seul agent employé aujourd'hui est l'acide arsénique, parce qu'il donne un rendement bien supérieur, qui a permis de fabriquer la fuchsine à un prix tellement bas, qu'elle est aujourd'hui la matière colorante la moins chère.

Troisième procédé. — L'azotate de mercure cristallisé, chauffé à 200 degrés avec deux fois son poids d'aniline, développe bientôt la couleur rouge, et l'on trouve le mercure tout réduit.

Préparation du violet d'aniline.

(Indisine, harmaline, phénaméine, aniléine, mauve, rosalane, violine, sels de mauvéine.)

Premier procédé. — On prend l'acétate d'aniline et on le mélange avec une dissolution étendue d'hypochlorite de chaux, on obtient une liqueur violette avec laquelle on peut teindre immédiatement. Un courant de chlore dans la dissolution d'acétate d'aniline produit le même effet.

Deuxième procédé. — On mélange une dissolution de sulfate d'aniline avec une dissolution de bichromate de potasse, et l'on abandonne le tout pendant dix à douze heures, la matière colorante se précipite avec certaines matières goudronneuses que l'on enlève par de l'essence légère. On redissout le résidu violet dans l'alcool, puis on y ajoute une dissolution bouillante d'acide tartrique et d'acide oxalique : on peut teindre avec ce bain. En évaporant la dissolution alcoolique, on obtient le violet d'aniline en poudre.

Troisième procédé. — On fait bouillir l'aniline avec de l'acide sulfurique étendu et du peroxyde de manganèse. On a employé aussi l'hypermanganate de potasse ou l'oxyde puce de plomb avec l'acide sulfurique.

Quatrième procédé. — MM. Franck et Tabourin préparent très-simplement de la manière suivante des quantités de violet qu'ils appellent indisine.

D'après leur procédé, on traite le chlorure d'aniline par le bichromate de potasse, on filtre, on lave le produit avec une eau alcaline et l'on concentre.

Dans sa séance du 17 mai 1865, la Société d'encouragement pour l'industrie nationale a reçu de M. Georges Delvaux une note sur l'action de l'acide chromique sur l'aniline.

Lorsqu'on mélange 2 parties d'aniline, 1 partie d'acide chromique et 18 à 20 parties d'eau, on voit se former au bout de peu de temps un précipité brun : on laisse digérer deux ou trois jours, on filtre et l'on obtient un précipité qui, séché et traité par l'eau bouillante, donne une dissolution qui teint la soie et la laine en rouge légèrement violacé.

Si l'on ajoute à la liqueur refroidie de l'ammoniaque ou du carbonate de soude, on obtient une dissolution qui teint la laine ou la soie en rouge, d'un éclat moindre que celui de la fuchsine, mais sans nuance violette.

Préparation du noir d'aniline.

M. Lauth (janvier 1864) propose d'imprimer les étoffes avec le procédé suivant :

Il consiste à imprimer avec le chlorate de potasse et le sel d'aniline un composé de cuivre, le sulfure de préférence. Le mélange imprimé est soumis à une oxydation convenable, puis les pièces sont lavées et le noir se trouve ainsi fixé.

Au mois de septembre 1865, M. Rosensthiel combat cette idée que le cuivre joue le rôle d'oxydant. Il résulte de ses expériences que le *chlorate de cuivre est le seul chlorate* qui développe le noir à la température ordinaire.

Il arrive à cette conclusion qu'il se forme du chlorate d'ammoniaque qui agit sur le sel de cuivre et forme du noir. Il résulte de cette manière de voir un nouveau procédé qui consiste à imprimer un mélange d'une solution de chlorate d'ammoniaque, de chlorure d'aniline et d'une quantité de sulfure de cuivre correspondant à 2 grammes de cuivre par litre de couleur.

Préparation du bleu d'aniline.

M. Béchamp le prépare en faisant passer un courant de chlore dans l'aniline jusqu'à ce qu'il obtienne un produit tout à fait brun. Au bout de vingt minutes, il reprend cette matière et la fait chauffer dans un matras qu'il porte à une température de 180 à 200 degrés, jusqu'à ce que la couleur bleue soit complétement formée.

Préparation du jaune d'aniline.

D'après M. Scheurer-Kestner, en dissolvant le violet d'aniline dans l'acide chlorhydrique et en ajoutant de l'étain à la liqueur bleue, celle-ci devient jaune franc. Par l'addition du sel marin, il se forme un précipité qui ressemble à du chromate de plomb, et qui contient de l'étain et une matière colorante jaune. On la sépare de l'oxyde d'étain en traitant le précipité par l'alcool.

Lorsqu'on fait bouillir la matière jaune avec de l'aniline, dans un tube, on voit le violet d'aniline se reproduire à partir de la surface avec tous ses caractères, au moment où l'aniline est complétement déshydratée.

Le composé jaune ne se conserve pas au contact de l'air, il devient orange, puis brun.

Préparation du vert d'aniline.

Cette nouvelle matière colorante a été inventée par M. Eusèbe, fabricant de produits chimiques à Paris ; il a cédé son brevet à M. Müller (de Bâle), qui a perfectionné l'invention et s'est fait lui-même breveter. C'est au moyen du rouge d'aniline *tout formé* qu'on obtient ce vert.

Dans un ballon de trois litres de capacité, on introduit :

100 grammes fuchsine en cristaux.

100 grammes eau bouillante.

300 grammes acide sulfurique à 66 degrés *couvert*, premier blanc, qu'on laisse couler doucement en remuant le ballon.

Si la liquéfaction n'est pas complète, on chauffe avec précaution sur une lampe à alcool, ou mieux au bain de sable.

On laisse ensuite refroidir jusqu'à 25 degrés environ et l'on ajoute :

400 grammes aldéhyde ou lactéine (succédané de l'aldéhyde). On remue le ballon, et après complet mélange, on l'abandonne au repos.

La réaction pour ces quantités dure environ quinze minutes, pendant lesquelles on prépare un bain de 100 litres d'eau bouillante et à part une solution de :

200 grammes hyposulfite de soude dans 4 litres d'eau chaude.

Dans un verre d'eau légèrement acidulée par l'acide sulfurique on laisse tomber au moyen d'une baguette de verre, une goutte de liqueur puisée dans le ballon; si l'eau se colore en bleu verdâtre (et non en vert, l'opération serait manquée), la réaction est terminée.

On jette le contenu du ballon dans le bain, on rince avec un peu d'eau de ce bain, et l'on ajoute la solution d'hyposulfite. On agite bien pendant un quart d'heure, on laisse reposer cinq à dix minutes et l'on filtre sur un molleton double.

On teint sur ce bain chauffé à 80 degrés environ; il est essentiel de teindre serré, si l'on veut obtenir une nuance foncée.

L'hyposulfite fait jaunir; si l'on veut obtenir des verts émeraude, il en faut trois parties, c'est-à-dire 300 grammes pour 100 grammes de fuchsine.

Si, au contraire, on veut des verts plus bleus, il ne faut que 150 à 200 grammes, mais dans aucun cas il ne faut dépasser 300 grammes.

Les quantités indiquées ci-dessus peuvent teindre environ 20 kilogrammes de laine ou de soie en vert assez soutenu.

DEUXIÈME PARTIE.

USAGES.

Je considérerai tour à tour pour chaque substance son emploi : 1° dans l'industrie; 2° en médecine.

Benzine.

1° De son emploi dans l'industrie.

Son usage est restreint; elle est employée pour détacher les étoffes.

M. Hirzel a proposé, dans ce même but, de l'associer à la magnésie.

Elle sert aussi à préparer la nitro-benzine.

Elle possède, dit M. Oelschlager (de Reutlingen), comme les autres huiles volatiles et comme les huiles grasses, la propriété de donner au papier une transparence prononcée qui disparaît après la vaporisation du liquide.

Cette propriété permet d'éviter, au moyen de la benzine, l'emploi du papier à calque pour le dessin. Il suffit en effet d'étendre sur l'objet à copier une feuille de papier ordinaire, et d'humecter de benzine, au moyen d'une éponge, la place que l'on veut calquer, pour rendre cette place transparente, et pouvoir y tracer avec un crayon et de l'encre de Chine le dessin que l'on voit distinctement par-dessous. La benzine ne tarde pas à se vaporiser entièrement sans laisser aucune trace, et le papier redevient opaque.

Le dessin original n'est, d'ailleurs, nullement endommagé. Quant à l'odeur qui n'est pas absolument désagréable, pourvu que le liquide ne soit pas trop impur, on peut en délivrer le papier dans l'espace de quelques heures, pourvu que l'on ait soin de l'aérer et de le chauffer.

M. Oudry, propriétaire de l'usine électro-métallurgique d'Auteuil, a eu l'idée de délayer du cuivre porphyrisé dans l'enduit à base de benzine qu'il a toujours étendu à la surface des fontes et des fers avant de les revêtir de cuivre par les procédés de galvanoplastie : il est ainsi arrivé à avoir une peinture au cuivre galvanique facilement applicable au bois, au plâtre, au ciment même, à la fonte, au fer, à la coque des navires. Cette nouvelle espèce de peinture a déjà été employée avec succès sur plusieurs monuments de Paris.

La benzine préparée avec l'acide benzoïque ne peut pas être employée pour la fabrication des nouvelles couleurs, parce qu'il a été reconnu par M. Hoffmann, le célèbre chimiste anglais, que l'aniline qui en dérive ne donne aucune matière colorante ; c'est un fait étrange, mais bien positif et qui n'est pas encore expliqué.

Indépendamment de cette raison, le prix de revient de cette benzine, plus élevé que celui de la benzine provenant du goudron de houille, suffit pour en empêcher l'emploi.

2° De son emploi en médecine.

M. Snow l'a proposée comme agent anesthésique.

D'après lui, l'anesthésie produite par ce liquide est précédée de bruit de tête considérable, et souvent de tremblements convulsifs.

M. le docteur Barth, médecin à Berstett, dans une communication qu'il fit à la Société de médecine de Strasbourg, démontra que la benzine employée en frictions détruit complétement l'acarus de la gale.

Il fait d'abord préalablement frotter ses malades au moyen d'un linge sec un peu rude.

Lorsque la peau est animée par ce frottement, il y fait appliquer immédiatement de la benzine.

Le contact de cette substance donne lieu à une forte sensation de brûlure aux endroits seulement où se trouvaient les vésicules.

Ces vésicules sont desséchées une heure environ après la friction. Enfin, il termine le traitement par un bain qui n'est cependant pas indispensable au succès de la cure.

Il l'a employée également contre les poux.

Appliquée sur la tête, la benzine tue immédiatement les parasites, sans qu'il y ait en aucune façon chute de cheveux ni altération quelconque du cuir chevelu.

Il produit la même action sur les parasites épizoaires des animaux.

M. Delafond a fait, en 1857, une communication à la Société impériale d'agriculture de Paris sur le traitement de la gale des moutons par la benzine et les expériences suivies de succès qu'il a faites.

Nitrobenzine.

1° De son emploi dans l'industrie.

Elle n'avait anciennement aucun usage.

Se fondant sur la similitude d'odeurs entre l'huile essentielle d'amandes amères et l'odeur de la nitrobenzine appelée *essence de mirbane*, on eut l'idée d'utiliser cette dernière substance pour parfumer les savons communs.

Il y a dix ou douze ans, M. Mansfield (de Weybridhe) a pris un brevet pour la fabrication de l'huile d'amandes avec le benzole.

La nitrobenzine a été industriellement préparée à Paris par M. Laroque, et plus tard par M. Collas.

En 1851, elle figurait en beaux échantillons à l'Exposition de Londres.

La nitrobenzine étant toxique, on a dû cesser de l'employer pour la parfumerie fine.

Aujourd'hui, elle sert presque exclusivement à préparer l'aniline et les belles couleurs qu'on en fabrique.

2° De son emploi en médecine.

M. Van den Corput emploie la nitrobenzine pour la guérison de la gale.

Voici la formule qu'il met en usage :

℞ Nitrobenzine.......	}	parties égales
Glycérine.........	}	

En friction, après un bain avant lequel on se frotte vivement de savon potassique.

M. Reveil, que la science vient de perdre, formulait ainsi les solutions iodées, nitrobenzinées :

℞ Teinture d'iode.....	5 grammes.
Iodure de potassium..	5 —
Eau..............	1 litre.
Nitrobenzine.......	20 gouttes.

Aniline.

1° De son emploi dans l'industrie.

L'aniline elle-même est peu employée dans l'industrie ; elle l'est infiniment plus quand elle a été convertie en d'autres corps, en fuchsine par exemple.

2° De son emploi en médecine.

Le sulfate d'aniline seul a été employé.

M. James Turnbull, médecin à Liverpool, a publié six observations de guérison de chorée au moyen du sulfate d'aniline.

La guérison a eu lieu entre quatorze et quarante jours.

Les jeunes filles qui ont été guéries avaient de onze à dix-huit ans.

On commença par leur donner 18 centigrammes par jour dans un liquide légèrement acidulé avec de l'acide sulfurique.

Au bout de trois à quatre jours, on porta la dose à 26 centigrammes, et l'on n'eut pas besoin de l'augmenter.

La guérison eut lieu.

M. Reynal a employé avec succès l'aniline contre la gale des chiens, et M. Milne Edwards pour la destruction des charançons, des alucites, etc., etc.

Fuchsine.

1° De son emploi dans l'industrie.

M. Chevreul, membre de l'Académie des sciences, a fait à ce corps savant, le 18 juillet 1860, une communication des plus intéressantes sur la teinture des étoffes de soie par la fuchsine.

Après avoir fait quelques réflexions sur la partie industrielle, commerciale et économique des étoffes teintes, il recherche comment des étoffes teintes depuis peu de temps ont pu s'altérer; il en discute la cause et la trouve enfin dans l'insolation.

Il met sous les yeux de l'Académie des échantillons d'étoffes de laine et de soie qui, après une insolation de quatre heures ont éprouvé un changement notable de coloration.

M. Lieghtfoot a trouvé le moyen de teindre le caoutchouc avec le rouge d'aniline. Cette opération se fait, soit en trempant le caoutchouc dans une dissolution de fuchsine, soit en recouvrant le caoutchouc d'une matière gélatineuse.

1 gramme de rouge d'aniline peut teindre 2 mètres carrés

de soie, et avec le résidu on peut encore en teindre 2 mètres en rose.

L'acide sulfureux décolore lentement la fuchsine.

L'ammoniaque produit le même effet.

Enfin il est depuis peu employé par les parfumeurs.

On prend une solution alcoolique de fuchsine, on en imbibe une feuille de papier, on laisse évaporer. Le papier prend alors une belle coloration verte.

C'est ce papier qu'emploient les parfumeurs : ils le roulent et en forment une espèce de petit rouleau qu'il suffit de frotter légèrement pour obtenir sur la peau une belle coloration rouge. C'est ordinairement aux pommettes qu'on applique cette couleur.

Quelques confiseurs de Paris ont eu récemment l'idée d'employer la fuchsine pour la coloration des bonbons.

Bien que la proportion de fuchsine soit relativement minime (0gr,20 pour 100 grammes de sirop), je ne crois pas que le Conseil de salubrité de la Seine autorise ce mode de coloration tant que la fuchsine que l'on emploiera sera préparée avec l'acide arsénique.

2° De son emploi en médecine.

Il est nul.

Violet d'aniline.

1° De son emploi dans l'industrie.

Rien n'est plus facile que de teindre la laine et la soie avec ce produit : on en fait dissoudre à chaud une petite quantité ; on y ajoute une goutte d'acide et on plonge les tissus dedans pendant vingt minutes environ.

Pour le coton, il y a plus de difficulté.

Il faut mordancer le tissu avec un oxyde de plomb, ou mieux avec de l'albumine.

On a constaté que 1 gramme de violet d'aniline peut servir à teindre 6 mètres carrés de soie.

Le violet d'aniline est employé comme la fuchsine et de la même manière pour teindre le caoutchouc.

2° De son emploi en médecine.

Il est nul.

Noir d'aniline.

1° De son emploi dans l'industrie.

M. Lauth, dont nous avons décrit le procédé pour préparer cette substance, la regarde comme très-supérieure.

Elle est peu dispendieuse puisqu'elle ne revient qu'à 90 centimes le litre : on peut l'imprimer avec presque tous les genres ; enfin, quand on prend les précautions convenables, elle n'attaque nullement les tissus.

Il obtient avec elle des dessins d'une netteté surprenante, d'une nuance superbe et d'une solidité à toute épreuve.

Pour obtenir le noir d'aniline de M. Lauth, on imprime un mélange incolore, et ce n'est qu'après certaines opérations que ce mélange se colore peu à peu et devient enfin d'un noir intense qui ne change plus.

Par le procédé de M. Rosensthiel on obtient un très-beau noir qui a l'avantage d'altérer les tissus moins que tous les autres mélanges proposés, et est employé à Mulhouse pour l'impression des organdis.

2° De son emploi en médecine.

Il est nul.

Bleu d'aniline.

1° De son emploi dans l'industrie.

Voici comment le *Deutsche Musterzeitung* indique la manière de teindre la laine avec le bleu d'aniline.

Cette matière doit être dissoute dans l'alcool de 90 à 95°, puis filtrée. Si l'on veut obtenir une nuance d'un bleu pur et bien exempte de reflet rouge, on doit d'abord faire digérer la couleur dans l'esprit de vin faible, la recueillir sur un filtre et la faire dissoudre ensuite dans l'alcool fort. Le bleu est alors beaucoup plus pur et la solution est tellement améliorée qu'au lieu d'employer, comme précédemment, pour mordancer, l'alun, la crème de tartre et le chlorure d'étain, on met de côté le dernier sel et l'on ne recourt qu'aux premiers.

Pour 1 kilogramme de laine on emploie $0^k,186$ d'alun et $0^k,016$ de crème de tartre; on teint à environ 75 degrés centigrades.

2° De son emploi en médecine.

Il est nul.

Jaune d'aniline.

1° De son emploi dans l'industrie.

La solution acétique du principe jaune teint la laine et la soie en jaune orangé, mais finit par prendre une teinte rouge vineuse.

2° De son emploi en médecine.

Il est nul.

Vert d'aniline.

1° De son emploi dans l'industrie.

Quand on teint uniquement avec du vert, il est d'usage, dans la pratique, à cause de son prix de revient assez élevé, de donner d'abord un pied de vert ordinaire à l'acide picrique et au carmin d'indigo, principalement pour la laine.

C'est surtout sur soie que le vert d'aniline est le plus employé; on en obtient des effets magnifiques. Malheureusement c'est une couleur qui n'est pas solide.

Actuellement MM. Guinon, Marnas et Bonnet (de Lyon) vendent un vert en pâte soluble tout préparé pour la teinture; ils ont acquis les brevets Eusèbe et Müller.

Le vert lumière, employé depuis quelque temps en teinture, n'avait pu être appliqué sur les étoffes par l'impression, en employant les procédés en usage pour l'application des autres couleurs dérivées de l'aniline.

Cette matière colorante, peu solide, ne résiste pas à l'action de l'eau à une température élevée; elle est détruite dans l'opération qui suit l'impression et que l'on appelle vaporisage.

M. Sevoz est arrivé à rendre ce vert inaltérable par la vapeur d'eau, en l'imprimant avec du bisulfate de soude; c'est ce qui résulte d'une note insérée dans les *Annales des sciences industrielles de Lyon*. Voici son procédé.

On prend:

1 litre dissolution gommeuse.
250 grammes vert du commerce en pâte.
150 grammes bisulfite de soude cristallisé.

On chauffe au bain-marie pour faire dissoudre le sel. Cette dissolution opérée, on abandonne le mélange pendant trois ou quatre jours; on imprime au bout de ce temps et l'on opère comme à l'ordinaire.

On peut imprimer aussitôt après avoir dissous le sel. La couleur appliquée alors sur l'étoffe résiste parfaitement bien à l'action de la vapeur, mais on obtient des tons peu foncés. En laissant le mélange pendant quelques jours, les corps qui le composent réagissent lentement, la couleur se développe et les tons que l'on obtient au bout de ce temps ont le double d'intensité.

Ce procédé réussit assez bien sur la soie et la laine, mais imparfaitement sur le coton.

2° De son emploi en médecine.

Il est nul.

TROISIÈME PARTIE.

DES ACCIDENTS ET MALADIES

CAUSÉS PAR LA MANIPULATION DE L'ANILINE ET DES PRODUITS QUI EN DÉRIVENT.

Je ne devrais, pour rester fidèle au programme que je me suis tracé, ne parler que de l'aniline, de la fuchsine, du noir, du bleu, du jaune et du vert d'aniline.

J'ai déjà dû m'en écarter dans les deux premières parties de ce travail, car j'ai cru logique de remonter à la source des choses et étudier la benzine et la nitrobenzine qui servent à préparer l'aniline.

C'est ce même ordre d'idées qui va me faire étudier les accidents et maladies causés par la manipulation de la benzine et de la nitrobenzine, en même temps que ceux des produits auxquels elles donnent naissance.

On trouve dans le *Medical Times and Gazette* (1862, t. 1, p. 583) les observations suivantes d'empoisonnement par les vapeurs d'aniline, par MM. Knaggs et Morell Mackenzie :

Un homme de trente-neuf ans, vigoureux et d'une bonne constitution, entre dans une fabrique de produits chimiques. Il n'avait jamais été malade, mais les émanations auxquelles son travail l'exposait, ne tardèrent pas à altérer sa santé. Le 6 mai 1862, ne se trouvant pas très-bien portant, il se rendit cependant à son usine, où il brisa, par accident, un vase contenant de l'aniline et qu'il allait verser dans un alambic. Le contenu s'écoula aussitôt sur lui et sur le sol, et il en respira abondamment les vapeurs. Voulant cacher cet accident à son patron, il se mit activement à faire disparaître les taches : cependant au bout d'une heure environ de travail, il fut obligé d'y renoncer. Il était tout en sueur, il avait des vertiges, le cœur lui manquait. Il se reposa pendant une demi-heure, puis se promena au grand air et prit un peu de thé.

Étant retourné alors à son alambic, il se mit de nouveau à gratter l'aniline répandue, mais il fut encore vaincu par la force des émanations, et se sentit très-mal à son aise et hors d'état de continuer. Après un repos de quelques heures, il s'en retourna chez lui et se coucha, éprouvant de vives douleurs à la tête et à la poitrine.

Son état ayant graduellement empiré, le docteur Knaggs fut appelé vers les onze heures du soir. A son arrivée, le malade paraissait toucher à son dernier moment. Le visage et toute la surface cutanée présentaient une teinte livide et plombée; les lèvres, les gencives, la langue, offraient une coloration cadavérique; la poitrine était agitée de mouvements convulsifs semblables à ceux de l'agonie. M. Knaggs lui fit avaler immédiatement deux onces d'eau-de-vie, et pratiqua des affusions froides; on continua d'administrer tous les quarts d'heure une petite dose d'eau-de-vie, alternant avec une potion contenant de l'ammoniaque et de l'éther chlorique; la poitrine, les jambes, les cuisses furent couvertes de sinapismes; enfin, toutes les trois ou quatre inspirations, on lui faisait respirer de l'ammoniaque. Du reste, pendant tout le temps, le malade avait conservé la parfaite intégrité de son intelligence : le pouls était excessivement faible et irrégulier; les sinapismes, laissés trois heures en place, causèrent de vives douleurs, mais ils n'avaient pas rougi la peau. Enfin, ce traitement énergique continué pendant une partie de la nuit finit par amener une réaction : la lividité disparut, la chaleur revint, et dès le lendemain, le malade était rétabli, ne conservait de son attaque que des douleurs causées par les sinapismes et qui le retinrent quelques jours au lit.

M. le docteur Beaugrand, qui communique ce fait et le suivant, a fait sur le même sujet d'autres travaux auxquels je ferai plusieurs emprunts.

Un autre cas d'empoisonnement a été recueilli à London Hospital, par le docteur Morell Mackenzie.

Le nommé Georges L..., âgé de seize ans, fut apporté à l'hôpital le 16 juin 1861, dans un état de demi-insensibilité. La surface générale du corps était pâle et froide, les lèvres, la muqueuse buccale, la face et les ongles d'un rouge violacé; le pouls lent et à peine perceptible, les battements du cœur très-faibles. Il avait vomi quelque temps avant son admission, et il avait juste assez la conscience de lui-même pour se plaindre de douleurs de tête et de vertiges. Il exhalait une forte odeur de coaltar. On l'avait trouvé dans un état d'insensibilité complète au fond d'une cuve dans une fabrique d'aniline où il était employé. Ses vêtements fortement imprégnés de l'odeur spéciale furent enlevés, et on le plaça dans un lit bien chaud, où on lui administra de l'eau-de-vie mêlée avec de l'eau chaude avec une dose de camphre et d'éther. Lorsque le patient eut entièrement recouvré sa connaissance, il fut lavé soigneusement des pieds à la tête avec de l'eau de savon, afin d'empêcher l'absorption ultérieure de la portion de la substance nuisible restée adhérente au tégument.

Le lendemain, le malade offrait une teinte bleuâtre à la peau, et se plaignait d'une grande faiblesse : son haleine exhalait une forte odeur d'aniline. Ces symptômes se dissipèrent peu à peu, et au bout de quelques jours, il put quitter l'hôpital parfaitement guéri.

Dans ces deux cas, comme on le voit, la guérison, malgré l'état en apparence désespéré des malades, fut très-promptement obtenue. Il n'en fut pas de même dans le cas suivant que M. Mackenzie rapporte à la suite comme terme de comparaison :

Il s'agit d'un jeune garçon qui succomba à l'ingestion d'une certaine quantité de nitrobenzole. Il était employé dans un laboratoire, chargé de transvaser de cette substance ; il s'aperçut que le siphon fonctionnait mal, et eut l'imprudence de faire une aspiration avec sa bouche pour rétablir le cours du liquide.

Les effets ne furent pas immédiats ; cependant, au bout de quelque temps, il ressentit de la somnolence, au dîner il était comme ivre et ne mangea presque pas. La stupeur devint de plus en plus profonde et il succomba dans cet état, sans avoir éprouvé ni vomissements ni convulsions, douze heures après l'ingestion de la substance toxique.

Nous trouvons dans le numéro de janvier 1861 de l'*Union médicale*, l'observation suivante :

Le nommé C..., teinturier, âgé de quarante-sept ans, avala par méprise, à six heures du soir, le tiers environ d'un verre ordinaire rempli d'un mélange de trois quarts de benzine et d'un quart d'eau de Seltz. Comme la benzine est beaucoup plus légère que l'eau, il est probable que la portion ingérée fut de la benzine à peu près pure. A la troisième ou à la quatrième gorgée, cet homme, s'apercevant de son erreur, rejeta loin de lui le reste du breuvage, et envoya chercher un bol de lait qu'il avala presque aussitôt, mais bientôt il se sentit étourdi, mal équilibré sur ses jambes, la tête embarrassée et pesante : il n'eut, d'ailleurs, aucune évacuation ni par le haut ni par le bas. Il avait, toutefois, des éructations fréquentes dont l'odeur rappelait celle de la benzine. A huit heures, C... soupa légèrement et sans appétit; à dix heures, il se mit au lit, n'accusant rien autre chose que d'être, disait-il, de plus en plus ivre. Il était couché depuis deux heures, dormant, au dire de sa femme, d'un sommeil très-agité, lorsque tout à coup il vint à s'éveiller. Son réveil fut celui d'un homme qui n'avait plus conscience exacte des choses qui l'entouraient. Il se mit sur son séant, regardant de tous côtés, comme pour s'orienter et rassembler ses idées, puis, bientôt, il commença à délirer. Son délire était gai, il riait sans motifs et avec de bruyants éclats. Il reconnaissait les personnes qui l'entouraient, mais sans bien comprendre le but de leur présence autour de son lit. On remarquait surtout chez lui une impossibilité absolue de prononcer les mots d'une façon nette; il bredouillait à faire rire malgré eux ceux qui l'écoutaient et il en riait lui-même ; ce qui ne l'empêchait pas d'être d'une loquacité intarissable. Cette espèce de délire nerveux persista pendant quatre heures consécutives. Le pouls était régulier, mais légèrement accéléré ; la peau un peu chaude, le facies et le regard animés. La surexcitation générale à laquelle le malade était en proie était manifestement plutôt nerveuse que fébrile. Ce délire était surtout remarquable par sa forme exhalirante. Le malade finit par s'endormir, et le lendemain à son réveil, il conservait encore une sorte d'état de vertige et de courbature générale, mais sans se souvenir de ce qui s'était passé. Pendant les deux ou trois jours suivants, son haleine conserva l'odeur fortement prononcée de la benzine. Aucun traitement, d'ailleurs, ne fut mis en usage, le malade en délire ayant invinciblement refusé d'avaler une seule cuillerée d'une potion ordinaire additionnée d'ammoniaque liquide qui lui fut présentée.

M. le docteur Perrin, qui rapporte ce fait, ajoute, pour compléter cette observation, que les teinturiers connaissent si bien cette action enivrante de la benzine, qu'ils en redoutent l'emploi habituel. On lui a assuré, en outre, que les ouvriers combattaient avec efficacité l'ivresse produite par la benzine, en avalant un ou deux petits verres d'eau-de-vie.

Un recueil allemand, le *Deutsche Klinik*, de 1863, contient un nouveau cas d'empoisonnement par l'aniline et ses dérivés.

Je le rapporte en entier :

C. S..., âgé de dix-huit ans, fort et bien portant, a été atteint, il y a six ans, d'une scarlatine suivie de maladie de Bright. Depuis lors, il s'est toujours parfaitement porté. Il entra, en février 1863, comme garçon de magasin dans une maison de droguerie, et y fut occupé pendant deux mois à empaqueter des couleurs d'aniline (bleu de Lyon, bleu de lumière, fuchsine, nos 1 et 2, violet fuchsin, etc.).

Il se trouva, par le fait de ce travail, tellement exposé à l'action des poussières de ces couleurs, que ses mains, son visage, ses cheveux, malgré de fréquents lavages, étaient colorés en bleu. Pour s'opposer à l'inspiration des poussières, il plaçait quelquefois un mouchoir au devant de sa bouche, mais seulement quand ces poussières étaient par trop incommodes.

Le 5 avril 1863, S... tomba malade, présentant pour symptômes un grand abattement avec tendance à la syncope; douleurs très-vives à l'occiput; ajoutons que déjà atteint depuis quelques jours d'un catarrhe pulmonaire, il s'était alité. Le docteur Friedrich (de Dresde), appelé près de lui, lui trouva la peau sèche et chaude, la langue sèche et médiocrement chargée; percussion normale ; çà et là quelques râles sonores : toux fréquente, crachats spumeux, pas de douleurs à la poitrine; le ventre n'est pas tendu : selles normales, perte complète d'appétit, soif ardente, grand abattement. Jusqu'au 9 avril, les symptômes ne se modifièrent pas sensiblement, alors le malade commença à se plaindre d'un goût acide dans la bouche, avec agacement des dents; la muqueuse de la langue, des gencives et des joues était gonflée comme dans le mercurialisme, mais pas de salivation. C'est alors que l'auteur de l'observation eut connaissance du genre de travail auquel s'était livré son malade. L'urine ne présenta à aucune époque ni de l'albumine, ni de l'aniline. A partir du 10 avril, le malade éprouva pendant son sommeil des convulsions cloniques des extrémités et des muscles du visage. Les pupilles étaient très-dilatées.

Cependant, à partir du 13 avril, l'état s'améliore, le pouls reprend peu à peu son type normal, l'appétit reparaît, les forces reviennent, l'urine laisse déposer un sédiment épais. Mais pendant la convalescence les cheveux tombèrent.

M. Friedrich pense que le gonflement de la muqueuse buccale peut être rapporté à une certaine proportion de mercure qui sert à la préparation des couleurs d'aniline : comme symptôme appartenant en propre à cette dernière substance, il faut noter les accidents nerveux, les spasmes cloniques, la dilatation des pupilles. L'auteur rapporte, à la suite de cette observation, que dans plusieurs cas des gilets de flanelle teints avec la fuchsine et portés à même la peau, ont donné lieu à des érythèmes et à des eczémas, tandis qu'antérieurement des gilets non colorés avaient été portés sans inconvénient.

On trouve dans *Virchow's Archiv*, 1860, t. XX, p. 446, les conclusions d'un travail de B. Schuchard, de Nienburg en Hanovre.

Voici ces conclusions :

1° L'aniline est nuisible pour l'organisme, et portée à une certaine dose elle peut donner la mort. Des grenouilles mises dans une solution d'une partie d'aniline pour 8200 d'eau ont succombé dans l'espace d'un quart d'heure à deux heures et demie. Une grenouille dans la bouche de laquelle on a versé 8 gouttes d'aniline, mourut en quatorze ou quinze minutes ; une autre qui en avait reçu 3 gouttes sur une plaie du dos, succomba en deux heures. De deux lapins, dont le plus petit avait survécu à l'ingestion de 16 gouttes d'aniline, et le plus gros à celle de 25 gouttes, le premier succomba après en avoir pris 50 et le second 100.

2° Chez tous les animaux l'administration de l'aniline provoqua des convulsions cloniques violentes et parfois toniques, qui persistèrent sans interruption presque jusqu'à la mort.

3° Au bout d'un certain temps il se manifesta une diminution de la sensibilité qui, commençant par les extrémités inférieures remontait vers les parties supérieures et arrivait à une perte complète de sentiment.

4° On a observé en même temps un abaissement de la température qui, dans les cas mortels, va toujours faisant de nouveaux progrès jusqu'à la fin, et qui même, dans les cas moins graves, descend de plusieurs degrés à l'échelle de Réaumur.

5° L'influence de l'aniline sur la respiration et les battements du cœur, d'après les expériences sur les lapins, n'aurait rien de bien déterminé, les muscles de ces appareils, mais surtout ceux de la respiration, participant notablement aux convulsions cloniques.

6° A l'égard de la dilatation de la pupille, on n'a pas observé d'effet bien marqué.

7° Au point d'application de l'aniline sur une plaie du dos, dans l'estomac, à la partie postérieure de la langue, sur la conjonctive, etc., etc., on a remarqué des traces d'irritation résultant de l'action directe de l'agent toxique. C'est ce qu'on pouvait prévoir d'après la propriété qu'il possède de coaguler l'albumine.

8° On n'a pas rencontré d'aniline dans les urines. On peut conclure de l'état de rougeur prononcée de la trachée et des bronches, que l'élimination a lieu surtout par les voies respiratoires.

J'ai parlé du traitement de la chorée par le sulfate d'aniline ; je crois donc pouvoir passer sous silence les expériences préliminaires qu'a cru devoir faire le docteur Turnbull.

Je m'arrêterai sur les recherches faites par le savant médecin légiste, le docteur Letheby, et consignées dans *British medical Journal* (1863, t. II, p. 550).

Dans les usines où l'on prépare ces deux substances (la nitrobenzine et l'aniline) sur une large échelle, on observe souvent des accidents spéciaux de narcotisme. Les vapeurs échappées dans l'atmosphère sont respirées par les ouvriers auxquels elles causent de violents maux de tête et une sensation de somnolence. Dans la plupart des cas ces accidents ne sont pas sérieux et se dissipent promptement sous l'influence de l'air frais et de quelques légers excitants, comme un verre de grog. Cependant il arrive quelquefois que, par le fait d'un manque de précautions, ces ouvriers sont exposés à respirer des proportions beaucoup plus considérables de ces poisons, et alors les effets sont aussi beaucoup plus grands. Deux cas mortels par la nitrobenzine ont été déférés à M. Letheby par le coroner, dans le courant de ces deux dernières années.

Il est résulté de l'enquête que, dans les deux cas, il y avait eu imprudence dans les manipulations. Les symptômes furent sensiblement les mêmes dans les deux cas, bien que dans l'un le poison eût été inhalé, et dans le second introduit dans les voies digestives : d'abord des malaises, de l'assoupissement, coloration et expression d'hébétement de la face, démarche chancelante comme dans l'ivresse ; puis cette stupeur s'accrut et tout à coup il survint un coma profond qui se termina par la mort sans agonie.

A l'examen cadavérique on trouva surtout les lésions propres aux narcotiques : face congestionnée, lèvres livides, les vaisseaux de la surface du corps, mais surtout ceux de la gorge et des bras, remplis de sang : partout le sang était noir et fluide ; il y avait un peu de congestion des poumons, les cavités du cœur étaient pleines, le foie coloré en rouge foncé et la vésicule pleine de bile ; congestion du cerveau et de ses membranes.

L'analyse fit reconnaître de l'aniline et de la nitrobenzine dans le cerveau et dans l'estomac. Ce faits ont déterminé M. Letheby à tenter une série d'expériences qui l'ont conduit aux résultats suivants :

1° La nitrobenzine et l'aniline à l'état de pureté agissent comme des poisons narcotiques énergiques.

2° Ils exercent une action très-faible comme irritant local sur l'estomac et les intestins.

3° Quoique les effets toxiques puissent se montrer promptement après l'ingestion du poison, et la terminaison être rapidement fatale, cependant la nitrobenzine peut rester longtemps dans l'économie animale avant de manifester son action.

4° Les sels d'aniline ne sont pas aussi vénéneux que l'alcaloïde pure (résultat déjà signalé par M. Turnbull).

5° Dans les cas d'empoisonnement rapide, les deux substances ont pu être retrouvées dans les cadavres.

6° Dans l'intoxication à marche lente, les poisons peuvent être entièrement modifiés ou éliminés, et partant être insaisissables.

7° Les deux substances semblent se transformer dans le corps par oxydation et réduction, la nitrobenzine étant changée en aniline, et celle-ci ou ses sels en la substance qu'on appelle mauve ou magenta.

A la suite d'une plainte faite il y a quelque temps par M. X...., dont l'établissement est contigu à la fabrique de nitrobenzine et d'aniline du sieur H...., une enquête fut ordonnée par le Conseil d'hygiène publique et de salubrité du département de la Seine, et une commission chargée de faire un rapport à ce sujet.

A plusieurs reprises la commission s'y transporta et je pus l'accompagner. Après des visites minutieuses des ateliers de M. H...., des contre-visites chez M. X...., il est résulté de ces recherches les faits suivants relatifs aux accidents arrivés chez le sieur H... :

Quelques ouvriers ont été incapables d'exécuter l'opération si terrible du décantage ; ils ont préféré quitter le travail et même la maison plutôt que de rester dans l'atelier par suite des inconvénients qu'ils ont ressentis.

L'ouvrier chargé de la conduite des appareils de la distillation a été à plusieurs reprises atteint de névralgies très-violentes, qui l'ont forcé parfois de ne pas travailler. Une fois, entre autres, on a été obligé de le transporter dans la cour et de le coucher sur l'herbe où il est resté deux ou trois heures presque insensible : la face était décolorée ; la peau, froide, était couverte de sueurs continuelles et les membres atteints d'une certaine roideur, suivie d'une résolution entière. Au bout de deux heures environ il revint à lui, n'éprouvant qu'une céphalalgie très-vive et une très-grande faiblesse dans les membres. Il se coucha, et le lendemain tout symptôme fâcheux avait disparu.

Ces différents accidents se sont répétés avec une intensité variable et heureusement toujours moindre chez plusieurs ouvriers attachés au même travail. Le contre-maître chargé de l'atelier de nitrobenzine ressentit lui-même quelques inconvénients du travail de l'aniline, auquel, du reste, il n'était pas spécialement attaché, et il lui répugnait de faire ce travail.

Les mêmes accidents se sont reproduits chez les ouvriers attachés aux appareils de rectification de l'aniline. Là aussi, plusieurs hommes ont été incommodés, et le contre-maître a plusieurs fois été obligé de suspendre son travail par suite d'indisposition.

Outre ce contre-maître, plusieurs ouvriers furent atteints de névralgies très-violentes, débutant par une espèce d'étourdissement et de pesanteur de tête pouvant aller jusqu'à la syncope.

Une fois, au mois d'août 1865, l'ouvrier chargé du travail de nuit fut trouvé le matin par ses camarades couché par terre à quelques mètres de l'atelier où il s'était, dit-il, traîné pour être à l'air, à la suite d'un étourdissement qu'il avait éprouvé une heure auparavant et qu'il attribuait à son travail.

Hâtons-nous d'ajouter que tous ces accidents étaient dus à une installation vicieuse, et que depuis, quelques mesures sanitaires, quoique encore insuffisantes, ont été prises.

Cependant nous devons mentionner des faits plus récents survenus dans la même usine et occasionnés par le voisinage trop grand des habitations du bâtiment où se préparait la nitrobenzine.

Le sieur R...., chef de comptabilité chez X...., habite un pavillon qui est situé extrêmement près de l'usine.

La femme de cet employé éprouvait souvent des nausées

et de la céphalalgie le matin quand elle ouvrait les fenêtres.

Son mari a eu aussi quelques nausées, mais il a été moins incommodé, n'étant que très-rarement dans son habitation.

Dans l'emploi de l'aniline dissoute par l'alcool, il y avait une action remarquable sur les ouvriers.

Dans les premiers temps ils éprouvaient une sorte d'ébriété qui leur plaisait, mais lorsque l'action se prolongeait pendant quinze à seize heures de travail, il y avait des accidents véritables, picotements dans les yeux, obscurité de la vue, céphalalgie, quelques fourmillements dans les jambes.

On en a vu des exemples dans le département du Nord.

Par le procédé Gaultier de Claubry il n'y a plus d'emploi d'alcool. On obtient une plus belle teinture en aidant la coloration violette par l'emploi d'une décoction de saponaire ou d'écorce de Panama. On ajoute un peu d'eau et un mordant quelconque, soit un peu d'acide sulfurique étendu d'eau, soit une légère dissolution d'alun. On chauffe et à mesure que la température s'élève on voit paraître la coloration violette. Pour que la teinture soit bonne il faut trente ou quarante minutes.

M. le docteur Bergeron a fait cette année, à l'Académie impériale de médecine, une communication sur la fabrication et l'emploi des couleurs d'aniline au point de vue hygiénique. Je vais en donner un résumé.

Il signale, comme nous l'avons déjà fait précédemment, des troubles fonctionnels très-variés à la suite des émanations de nitrobenzine et d'aniline : du côté des voies digestives ce sont des symptômes fréquents, mais peu durables et toujours peu sérieux de gastricité; du côté des centres nerveux, des céphalées et des vertiges qui disparaissent en général après quelques semaines d'apprentissage; des syncopes et enfin des phénomènes beaucoup plus graves, mais tout à fait exceptionnels, de coma compliqué parfois de délire et de mouvements convulsifs.

Il résulte d'expériences tentées sur les animaux que la nitrobenzine agit comme un véritable stupéfiant, et que l'aniline, au contraire, est un excitant énergique du système musculaire.

Le sieur M.... avait été autorisé à fabriquer les teintures avec des bois de différentes natures.

En 1860 il commença à fabriquer l'aniline.

En 1861 il prépara la fuchsine et il y eut des accidents causés par l'emploi de l'arsenic. Ces accidents eurent lieu chez quelques ouvriers et chez quelques voisins par suite de l'écoulement des eaux dans un cours d'eau du voisinage.

Ils cessèrent quand on eut prescrit au sieur M.... d'envoyer ses eaux dans le fleuve par un conduit de fer spécial.

Un de nos chimistes les plus distingués, M. B...., qui avait fait de longs travaux sur l'aniline et ses dérivés, éprouva aux deux aines une démangeaison d'abord, puis un eczéma très-sérieux qu'il conserve encore aujourd'hui quoique les accidents aient débuté il y a cinq mois. Cet eczéma s'étend aussi au scrotum.

Son préparateur, qui travaillait il y a cinq ans dans les mêmes produits, fut assez longtemps malade d'une éruption furonculeuse très-persistante qui se manifesta aux parties génitales. Or, il y a cinq ans on préparait la fuchsine sans l'aide de l'acide arsénique. Le bichlorure d'étain avait servi à la préparer.

Une épidémie qui a sévi pendant quelque temps dans une fabrique de fuchsine, à Pierre-Bénite (Rhône), a donné naissance à plusieurs travaux sur ce sujet.

Des médecins de Lyon et d'Oullins ont étudié cette épidémie, mais leur travail n'a pas, probablement, été publié, car je n'ai pu me le procurer.

Une seule étude sur ce sujet est entre mes mains, c'est la thèse inaugurale du docteur Charvet. Il signale des troubles:

1° Du côté du système cutané;

2° Du côté des voies digestives;

3° Du côté des fonctions nerveuses.

Les troubles du côté du système tégumentaire externe consistaient en éruptions très-diverses (herpès, prurigo, pemphigus, ecthyma, etc.). Ces éruptions étaient accompagnées et quelquefois suivies d'œdème.

Du côté des voies digestives ils ont consisté en un peu de soif et de constipation. Quelquefois il y a eu dyspepsie légère, douleur épigastrique ou précordiale avec éructations, nausées et même vomissements.

Du côté de l'innervation les troubles sont beaucoup plus remarquables : paralysie plus ou moins incomplète des membres supérieurs et inférieurs. Les muscles volontaires ont paru être affectés de préférence. Néanmoins la contractilité électrique a toujours été conservée.

Du côté de la sensibilité on a noté tantôt de l'anesthésie, tantôt et plus fréquemment de l'hyperesthésie; enfin la perversion de la sensibilité et des douleurs.

Le médecin de l'usine a remarqué que quand les ouvriers sont pris de bronchite, la résolution est lente, et très-souvent la maladie passe à l'état chronique. Le travail de notre confrère le docteur Charvet, contient, à l'appui de son dire, plusieurs observations intéressantes.

Outre celles qui me sont personnelles et que j'ai citées plus haut, j'ai, dans la même usine, rencontré un ouvrier, le sieur M...., âgé de trente-cinq ans, et qui travaillait à la nitrobenzine. Cet homme était malade depuis quinze jours. Il avait éprouvé de la faiblesse des jambes et des vomissements. Quand je le vis il était en convalescence et ne travaillait plus.

M. Charvet conclut, à la fin de son travail, que les accidents survenus dans l'épidémie qu'il a étudiée, sont dus à l'emploi de l'acide arsénique dans la préparation de la fuchsine.

Pour être vraie, cette proposition est par trop exclusive, car dans les observations que je rapporte, c'est dans une usine où se fabriquent seulement la nitrobenzine et l'aniline qu'ont eu lieu ces accidents, tant chez les ouvriers employés dans l'usine, que chez les personnes qui n'y travaillent pas, mais qui habitent dans le voisinage des ateliers.

Il est bien évident que les vapeurs d'acide hypoazotique, que l'odeur d'amandes amères que répand la nitrobenzine, etc., etc., contribuent pour beaucoup à développer les accidents dont nous avons parlé plus haut.

Ils disparaîtront, du reste, grâce aux précautions d'hygiène que l'on fait prendre aux ouvriers, et si l'on trouve de nouveaux procédés de fabrication de la fuchsine, procédés qui puissent permettre d'obtenir ce produit sans employer l'acide arsénique.

Il paraît, toutefois, qu'on vient de trouver le moyen de rendre l'emploi de l'acide arsénique tout à fait sans danger pour la santé publique. Il consiste tout simplement à ajouter à l'opération, lorsque la réaction de l'acide arsénique sur l'aniline est terminée, une quantité de craie suffisante pour saturer l'acide et le transformer en arséniate de chaux qui se précipite avec les goudrons ; on filtre, on ajoute de l'acide chlorhydrique, environ 10 pour 100 du poids de l'aniline, et enfin une solution concentrée de chlorure de sodium (sel marin) qui précipite la fuchsine.

L'arséniate de chaux insoluble peut, à ce qu'on prétend, être utilisé en le décomposant par l'acide sulfurique ; il se forme du sulfate de chaux, et l'acide arsénique régénéré peut être employé de nouveau.

QUATRIÈME PARTIE.

HYGIÈNE DES OUVRIERS EMPLOYÉS DANS CES DIVERSES FABRIQUES.
RÈGLEMENTS DE POLICE QUI RÉGISSENT CES USINES.
MOYENS DIVERS POUR PRÉVENIR LES DANGERS DU VOISINAGE.

Je la diviserai elle-même en trois chapitres. Le premier comprendra l'hygiène des ouvriers employés dans ces diverses fabriques.

Dans le deuxième se trouveront les règlements de police qui régissent ces usines.

Et enfin dans le troisième, nous donnerons les moyens divers pour prévenir les dangers du voisinage.

CHAPITRE PREMIER.

DE L'HYGIÈNE DES OUVRIERS EMPLOYÉS DANS CES FABRIQUES.

Il est évident, pour moi, d'après ce que j'ai vu, qu'aucun ouvrier ne peut souffrir du travail auquel il est employé dans les fabriques de benzine et de nitrobenzine, pourvu que ces usines remplissent toutes les conditions de salubrité désirables.

Ainsi, je suis allé avec la commission du Conseil de salubrité visiter la fabrique d'aniline de la Compagnie parisienne de chauffage et d'éclairage par le gaz à Paris.

Tout y est si bien installé, tout est si bien ventilé, aéré, que je n'ai pas ressenti la moindre odeur de nitrobenzine et d'aniline.

Ce qui est plus extraordinaire, c'est que chacun de nous

étions passé cent fois en chemin de fer devant l'usine qui longe la voie de la ligne de Strasbourg, et que jamais la plus petite odeur n'est venue nous déceler la présence de cet établissement de première classe.

Malgré les précautions prises pour assurer la salubrité de l'usine, malgré la surveillance exercée pour conserver intacte la santé des ouvriers, il n'est pas insignifiant d'employer à cet effet quelques moyens prophylactiques.

Ainsi les ouvriers devront éviter de respirer des vapeurs d'acide hypoazotique : on pourrait, au moment du mélange, faire porter aux ouvriers une espèce de masque, ou bien leur obturer les narines et la bouche au moyen d'une éponge imbibée d'une solution très-légèrement alcaline.

Ils devront toujours faire ce mélange au milieu d'une cour vaste, bien aérée, bien ventilée, et prendre le soin de se placer toujours au-dessous du vent.

Les patrons devront choisir des ouvriers vigoureux, d'une bonne santé antérieure, n'ayant jamais souffert de privation ni d'excès.

Ils devront les soumettre de temps en temps et surtout à la moindre indisposition, à la visite d'un docteur en médecine attaché en tout temps à l'établissement, qui combattra au besoin les accidents à leur début et leur fera quitter tout de suite leurs travaux.

Mais si les ouvriers peuvent la plupart du temps, par leur sobriété, leur bonne tenue, leur propreté, éviter la plus grande partie des accidents qui les menacent, il importe aussi aux patrons de prendre toutes les mesures nécessaires pour concourir au même but.

Le médecin de l'usine aura, en outre, pour fonction, de visiter les ouvriers avant leur admission dans l'établissement.

CHAPITRE II.

RÈGLEMENTS DE POLICE QUI RÉGISSENT CES USINES.

Les fabriques de nitrobenzine, d'aniline, de fuchsine, etc., appartenant aux établissements de première classe, sont soumises aux ordonnances en vigueur dans toutes les industries de cet ordre.

Il en est de plus spéciales et que je rappellerai ici.

Les ateliers de nitrobenzine surtout devront être aussi éloignés que possible des habitations voisines; ils devront être convenablement ventilés et couverts en fer par un toit à double étage.

Les vapeurs d'acide hypoazotique sont reçues dans une hotte qui communiquera elle-même avec une cheminée qui s'élèvera à 4 mètres au-dessus des maisons voisines dans un rayon de 100 mètres.

Pour absorber les vapeurs rutilantes de l'acide hypoazotique, on emploie en Allemagne un procédé qui pourrait être avec avantage mis en usage en France.

On fait surmonter le bâtiment à l'endroit où se fait le mélange d'acide azotique et d'acide sulfurique, par une colonne de fonte au haut de laquelle on place du coke arrosé d'acide sulfurique qui absorbe avec une grande avidité les vapeurs d'acide hypoazotique.

Le mélange des acides sulfurique et azotique doit se faire à l'air libre. Lors de ma visite à l'usine de la Compagnie parisienne, j'ai vu exécuter cette opération; elle se fait par deux hommes dont l'un verse l'acide dans une cruche et l'autre pèse; ils se relayent : le premier a les mains soigneusement enveloppées de linges épais, mais il n'en est pas moins vrai qu'à mesure qu'il verse le liquide dans la cruche il respire les vapeurs d'acide hypoazotique qui s'en échappent avec abondance. Cette opération pourrait se faire plus vite et d'une manière moins insalubre pour les ouvriers, au moyen d'un siphon qui transvaserait le liquide des touries dans la cruche placée sur la balance.

Il est également nécessaire que ce mélange se fasse loin des vases contenant la benzine.

On devra défendre aux ouvriers de fumer, non-seulement dans l'atelier de nitrobenzine, mais encore dans l'usine.

Les ateliers seront éclairés par des lampes de sûreté, ou des becs de gaz placés loin des appareils à nitro-benzine et à aniline.

L'éclairage par l'huile de pétrole sera formellement interdit à cause des explosions qui pourraient occasionner des incendies terribles.

Les eaux provenant des lavages seront reçues dans une citerne étanche, où elles seront neutralisées. A ce moment seulement, on pourra les conduire sans inconvénient à l'égout.

Mais ce qui est la cause de presque tous les accidents, je l'ai dit et répété plusieurs fois dans le cours de ce travail, ce qui est déplorable pour la santé des ouvriers, c'est l'emploi de l'acide arsénique dans la préparation de la fuchsine.

Cependant, au point de vue de l'industrie, nul corps, jusqu'à présent, ne pouvant le remplacer dans cette préparation, on est obligé d'y avoir recours à cause de la concurrence étrangère.

CHAPITRE III.

MOYENS DIVERS POUR PRÉVENIR LES DANGERS DE VOISINAGE.

Les prescriptions faites à cette industrie, tant celles résultant de ce qu'elles appartiennent aux établissements insalubres ou incommodes de première classe, que celles que nous avons énumérées plus haut, préviendront assez efficacement de tout danger les personnes habitant les maisons voisines des usines.

Cependant, et toujours à l'appui de ma manière de voir relativement à l'emploi de l'arsenic, voici quelques faits nouveaux :

Six personnes, appartenant à la famille S..., eurent des accidents à X..., où ils étaient voisins de la fabrique de M... Quelques-unes furent gravement malades, mais personne ne succomba.

Il y eut procès, et le tribunal condamna M... à payer à la famille S... une rente annuelle de 4000 francs, jusqu'à l'entier rétablissement de chacun d'eux.

En 1862, les voisins de l'usine de Pierre-Bénite éprouvèrent différents accidents, mais personne n'en soupçonna la véritable cause.

Ce ne fut qu'en 1864, que la famille d'un cantonnier du chemin de fer éprouva les mêmes accidents : presque tous les membres de la famille furent malades ; la femme du cantonnier succomba. A l'autopsie, on reconnut une intoxication par l'arsenic. On en rechercha la cause. L'enquête apprit que cette famille faisait un fréquent usage de l'eau d'un puits qui, à l'analyse, contenait de l'arsenic.

On reconnut ainsi que la nappe d'eau était empoisonnée à plus de 200 mètres par les eaux arsenicales de l'usine de Pierre-Bénite, soit par celles qui pouvaient s'échapper de la citerne où elles séjournaient, que par celles que les eaux pluviales entraînaient.

Voici un autre fait à propos de la même usine : les ouvriers de cette usine buvaient de l'eau du puits où la machine à vapeur s'alimente.

L'analyse décela dans cette eau la présence de 2 centigrammes d'acide arsénique par litre d'eau. Cela n'a rien de surprenant, vu l'énorme quantité d'acide arsénique employée.

il y a à Bâle trois fabriques d'aniline qui consomment dix quintaux de cette substance tous les jours.

Dans les faits que je citais à propos de l'usine du sieur H..., on se rappelle les accidents que j'ai signalés et qu'avaient éprouvés les habitants d'un petit pavillon appartenant à M. X..., et voisin de l'atelier de nitrobenzine.

Mais encore une fois tous ces accidents auraient pu être évités si une meilleure disposition eût présidé à la construction de la fabrique; je n'en veux pour preuve que l'usine de la Compagnie parisienne où l'on ne sent absolument rien, tandis que chez le sieur H..., j'ai pu m'assurer par moi-même, à plusieurs reprises, que le voisinage de ses ateliers était tellement intolérable que les habitants du pavillon voulaient à tout prix déménager. On m'a aussi assuré que des pigeons qui se trouvent entre ces deux bâtiments avaient à plusieurs reprises subi des phénomènes d'intoxication.

Les ouvriers et ouvrières qui sont en si grand nombre dans l'établissement du sieur X..., et dont les ateliers sont contigus au bâtiment où sont les touries de benzine, et tout à fait à l'opposé des ateliers de fabrication de la nitrobenzine, se sont plaints à moi d'être souvent incommodés, de ne pouvoir ouvrir leurs fenêtres pour respirer l'air, et même en les laissant fermées, de ressentir une odeur très-forte qui leur donnait des céphalalgies et des nausées.

Un endroit surtout de leurs ateliers exhalait une odeur pestilentielle.

Je remarquai une forte tache sur le mur. On fit venir un maçon, et l'on constata que très-probablement une tourie avait été renversée, car la benzine avait traversée ce mur quoique fort épais. Les plâtras sentaient parfaitement l'odeur de benzine.

Les dangers d'incendie ne sont que trop réels.

On a pu lire dans les journaux que l'usine Vedlès et Cie,

à Clichy, avait été complétement brûlée par suite d'une fissure qui se serait produite dans une cornue contenant de l'aniline.

D'après des informations prises à une source certaine, je puis affirmer qu'un petit atelier seul a été la proie des flammes.

Outre les dangers de voisinage résultant de l'odeur, il y a ceux inhérents aux matières employées à cause des risques d'incendie.

Ils ne pourront être évités qu'à l'aide des plus grandes précautions; de nombreuses bouches d'eau devront être établies dans les usines, de manière à pouvoir, à un moment donné, inonder, en quelque sorte, tel ou tel atelier.

Celui qui est le plus exposé, on pourrait presque dire le seul, est celui où l'on distille l'aniline, car c'est aussi le seul où l'on ait besoin de feu pour l'opération.

Aussi devra-t-on avoir bien soin de l'isoler des autres ateliers. Ces bâtiments devront être faits en matériaux incombustibles, il faudra placer le foyer en dehors des bâtiments, et surtout veiller à ce que le serpentin ne s'obstrue pas, car c'est là la véritable cause d'incendie.

CONCLUSIONS.

1° Dans la préparation de l'aniline, on a constaté deux espèces d'empoisonnements: l'un léger, passager, peu grave, et n'ayant jamais causé la mort, c'est celui qui est produit par les vapeurs d'acide hypoazotique qui s'exhalent des ateliers où se fabriquent la benzine et la nitrobenzine; l'autre plus intense, beaucoup plus grave et ayant occasionné des accidents très-sérieux, c'est celui qui se produit chez les ouvriers qui travaillent à la fabrication de l'aniline et de ses dérivés.

2° Les accidents qui se produisent dans les ateliers où se fabriquent la benzine et la nitrobenzine peuvent être facilement évités par de sages mesures d'hygiène.

Ceux produits lors de la manipulation de l'aniline et de ses dérivés et dus à l'emploi de l'acide arsénique, ne cesseront que quand on pourra neutraliser complétement cet acide dans la préparation, ou qu'on pourra trouver un autre corps qui, tout en donnant des produits aussi beaux et à aussi bas prix, n'aura aucune action nuisible sur la santé des ouvriers.

FIN.

Paris. — Imprimerie de E. MARTINET, rue Mignon, 2.

www.ingramcontent.com/pod-product-compliance
Ingram Content Group UK Ltd.
Pitfield, Milton Keynes, MK11 3LW, UK
UKHW020353250726
13967UKWH00005B/2261

9 782013 043847